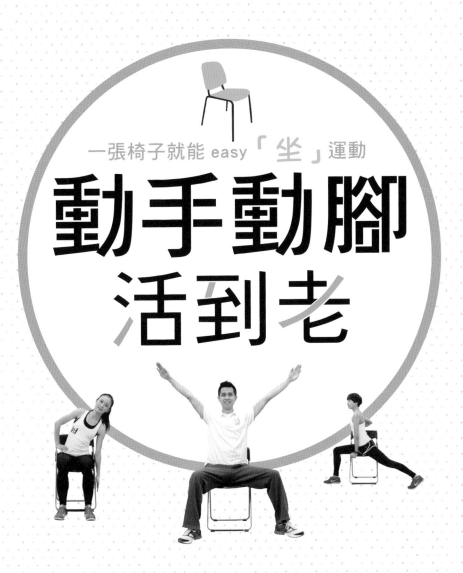

一張椅子就能 easy 「坐」運動

動手動腳
活到老

三民書局

國家圖書館出版品預行編目資料

動手動腳活到老／邱柏豪著.－－初版二刷.－－臺北
市：三民，2020
面；　公分.－－(養生智慧)

ISBN 978-957-14-6190-8 （平裝）
1. 運動健康 2. 體適能 3. 中老年人保健

411.7　　　　　　　　　　　　　　105015431

動手動腳活到老

作　　者	邱柏豪
發 行 人	劉振強
出 版 者	三民書局股份有限公司
地　　址	臺北市復興北路 386 號 (復北門市)
	臺北市重慶南路一段 61 號 (重南門市)
電　　話	(02)25006600
網　　址	三民網路書店 https://www.sanmin.com.tw
出版日期	初版一刷 2016 年 9 月
	初版二刷 2020 年 11 月
書籍編號	S541390
I S B N	978-957-14-6190-8

三民書局

叢書出版緣起

隨著醫學科技日益進步，大幅延長人類的壽命，臺灣在一九九三年已進入聯合國定義的高齡化社會。根據統計，不久的將來，老年人口將會占總人口數的 20%，臺灣將進入「超高齡社會」，意味著每四到五個人中，就有一位老人。

過往人們追求延長壽命的觀念，也進一步轉變成如何「活得老，也活得好」的整體規劃。人們開始認真思考熟齡生活該如何計畫、身體該如何養護、人際關係該如何整理等問題。政府也訂定了許多相關的法令，提供年長者各式各樣的服務與補助，期望能營造一個友善的環境，讓每個人都能老得自在、老得快活！

身為對社會具有責任的文化出版者，我們是否也能為熟齡社會做些什麼？在一番觀察與反省後，我們思索著要帶給社會一些什麼樣的東西，讓臺灣的熟齡世代，可以朝向一個更美好、更有希望及更理想的未來。以此作為基礎，我們企劃了【養生智慧】系列叢書，邀集各領域中學有專精的醫師、專家學者，共同為社會盡一分心力，提供熟齡世代以更嶄新的眼光、更深層的思考，重新看待自己的生命與未來，省視自我的人生歷練，進而邁向更完整、圓融的生命歷程。

【養生智慧】系列叢書涵蓋生理、心理與社會生活層面，以提供熟年世代更多元、更豐富的視野，達到「成功老化」的目標。「生理與心理層面」以常見的生理及心理疾病作為架構，集結了各大醫院的醫師與學者，以專業的角度介紹、分析，並以實務上豐富的閱歷提出具體的建議與提醒，不僅能提供患者及其家屬實用的醫護內容，更是一般大眾的預防保健寶典。「社會生活層面」則涵蓋熟齡生活的所有面向，包含人際關係的經營、休閒活動的安排及世代溝通的技巧等，使讀者能成功邁向擁有健康身體，且心靈富足的熟年生活。

本系列叢書重視知識的可信度與嚴謹性，並強調文字的易讀性與親切感，除了使讀者獲得正確的知識，更期待能轉化知識為正向、積極的生活行動力。

我們深切地期望【養生智慧】系列叢書，能成為熟年世代的生涯良伴，讓我們透過閱讀，擁有更完整、更美好的人生。

三民書局編輯部　謹識

推薦序

　　非常榮幸能夠在本書未出版前，就有機會拜讀菲特邦健康管理工作室創辦人暨執行長邱柏豪老師及工作團隊們，一起拍攝、製作的經典大作《動手動腳活到老》，特此致上十二萬分的感激與敬佩，並恭祝本書能暢銷，得以幫助許許多多的熟齡者。在我國高齡人口逐年增加之際，政府也全力推展「加強健康促進，延長健康時間，推動有效健康促進方案，發展結合健康及自癒力概念」等政策，深信此書之出版與推動，更能讓上列政策的效益早日實現。

　　本人極力推薦本書的主要原因，是它針對熟齡族群撰寫，具有以下特色：一、示範標準動作圖案多於文字。二、從暖身運動、肌力訓練、平衡協調訓練、緩和運動到運動遊戲等課程方式，都非常符合熟齡者的運動模式。三、每一課程的結束都有「貼心小叮嚀」提醒參與運動者；四、讀者可以自我檢測本身的體能狀況。五、讀者可以快速地瞭解適合熟齡者的運動方式。六、能協助家中長輩正確地動手動腳運動。七、清楚說明各種課程的「動作效果」及「設計特色」，特別適合具有哪些症狀的讀者。八、動作示範者都非常陽光、健康。

　　本書作者柏豪運用示範動作圖片、DVD 影片及簡易的文字說明，讓熟齡者能容易理解而不懼怕地持續運動，達到改善與提升肢體功能，促進血液循環效果，強化心肺功能與各

部位肌肉，預防與減緩各種失能現象。深信本書的出版將帶動全國眾多的熟齡者──「大家動起來」，正如同作者在序文所寫的：「一起與您享受每一刻運動的快樂及快樂的運動」之感受。

雙連安養中心執行長

蔡芳文

若問長輩最大的夢想為何？首要都是身體健康！老化是人生必經的階段，但透過適當的身體活動，保持各部位及機能的有效運作是可以延緩老化的。要維持經常而規律的運動習慣，年齡不是問題，重要的是要有「開始運動永不嫌晚」以及「運動生活化——多動1分鐘，多活2分鐘」的觀念。

根據研究統計指出，65歲以上的老年人口中，未參與休閒運動者至少有三成。而阻礙老年人口參與休閒運動的因素，主要在於：場地設施不足、休閒觀念不足，以及活動資訊的匱乏。因此本書是一本只要在家，或任何有一張椅子的空間，就可以隨時做運動的工具書，是長輩們的大大福音，也是子女、家庭照顧者、志工們可以輕易入門、容易學習、帶動長輩運動的一本好書。

第一次見到菲特邦創辦人柏豪時，我就非常驚訝——如此帥氣的年輕人，不是應該在時尚界嗎？他卻號召了一群帥哥美女投身老人運動的推廣，深入各個社區，陪伴長輩們樂活健身，讓各個老化社區活力再現。很開心菲特邦將實踐的經驗匯聚成一本實用簡單學的工具書，為高齡社會注入一股清新有活力的新能量。

弘道老人福利基金會執行長

林依瑩

　　家有一老，如有一寶，父母的健康是子女的財富，這是一本幫您累積財富的優質書籍。與其照護父母，不如陪伴他們一起動起來，讓我們共同打造身心靈均富有的家庭及社會。

　　幾年前柏豪在人生的十字路口做了不一樣的選擇，他毅然投入銀髮族運動教學的工作行列，在跌跌撞撞的摸索路上，他也不忘追求更多學問，並且努力如期完成學業。幾年下來，從開始教銀髮族運動至今，柏豪仍然像爺爺奶奶們的孫子一樣，永遠活潑、可愛，並充滿活力。

　　現在柏豪已經是菲特邦健康管理工作室的執行長，致力於將正確、安全的運動以活潑有趣的方式，帶給爺爺奶奶快樂的時光，背負著「快樂動、健康活」的使命，並將多年教學經驗淬鍊為作品，如今《動手動腳活到老》一書終於誕生了！本書以簡單的文字說明，並由菲特邦一群親切的專業教練親身示範，動作設計看似簡單，卻是以專業角度切入，再搭配光碟教學，更讓長輩可以輕鬆、開心地跟著動起來。

　　本人真心推薦本書給步入中年、家中有長輩以及對銀髮族運動教學有興趣的讀者，本書能讓你領略人生的財富。

臺北市立大學休閒運動管理學系副教授

李麗晶

一起與您享受每一刻運動的快樂及快樂的運動

　　市面上對於熟齡者所能從事的運動方式與動作技巧訓練教材書多如繁竹，不過熟齡者因身體功能性退化之侷限，而難有一套適用於各年齡層熟齡者的動作設計。故筆者對此設計了本套動作，依據此書的內容，讀者可以瞭解並檢視自我的體能現況，並透過各項動作與趣味運動遊戲來克服運動的心理障礙，提升運動自主管理的動機，並清楚體認熟齡者運動的原則性及安全性。

　　依照本書的各課順序，可引導讀者快速地學習熟齡者適合的運動方式，並輕鬆上手；各課的銜接也能協助讀者瞭解正確的運動流程及如何安全地自我運動訓練。本書整合及歸納了多種動作技巧與模式，可以幫助熟齡者達到運動的效益，並領悟運動的樂趣。

　　此外，讀者也可透過本書簡單地協助家中長輩快樂地運動，並充分發揮陪伴者的效益與重要性。近年來，國內對於熟齡者健康促進的重視已明顯成長，該如何幫助熟齡者正向地重視自我生活健康型態，以及維持良好的身體功能性能力(functional capacity evaluation)，也是本書所期盼的目標。

　　本書依照運動漸進式原則及正確運動模式（暖身→主要運動→緩和）精心安排課次順序，亦可選取單獨課次進行運

動訓練，並依照個人身體狀態調整動作強度。本書為了讓讀者能清楚並便利地學習動作，插入大量圖片及文字註解，盼能提升讀者自我學習能力與熟齡者健康體適能之效益。

致上萬分的感謝給辛苦協助本書拍攝的菲特邦健康管理工作室團隊，你們貢獻了多年的專業知識並分享了許多美好的經驗；也感謝曾啟發我、引導我的導師們，提供我完善的教育環境與國際學習背景。再來也非常感謝我的父母親與岳父母，給予我最大的支持並時時鼓勵我往前行。最重要的是要感謝我的妻子曦華 (Stacy)，在我決定往這條路走的當下，無私大愛地犧牲、奉獻、付出，讓我能專心往前走，並對於我有時的壓力與情緒給予最大包容與體諒，謝謝你！

最後要感謝這本書的讀者們，因為有您才讓我有信心再往前邁進，也因為有您才讓我有機會把這個領域做得更好，也期望您能給予我指教及回饋，以補足我不足之處。

菲特邦健康管理工作室創辦人暨執行長

邱柏豪

本書使用說明

　　本書針對熟齡者的生理、心理及社會等層面，規劃一套完整且有系統的動作，除了針對重點作提示，也附有進行動作時的貼心小叮嚀，讓長輩及在旁陪伴的家人能夠以輕鬆並兼顧安全的方式，建立熟齡者個人的體適能訓練模式，並借助多元化元素以及輔助道具的操作與應用，養成專屬於您的運動技巧。

1

依照專業體適能原則設計

　　本書的設計遵循全球老年人體適能訓練通則——"FITT"——運動頻率、運動強度、運動方式、運動時間（詳細介紹請看第 1 課第 10 頁），讓您可以每天練習。內容秉照體適能的三大原則——漸進性、調整性與相關性來設計，您能夠藉由閱讀本書，瞭解如何簡易並熟練地操作這套動作，且能訂定每次的自我運動目標。

2

結合運動及遊戲，體適能不無聊

　　這套動作運用簡易的輔具與器材來增強運動之效益，其

中最大的特色是將運動遊戲化、遊戲運動化。這套運動具備了簡易性、團體性、思考性、娛樂性等優點，是一套充滿樂趣的運動遊戲，讓您摒除過去對於熟齡體適能枯燥乏味之印象。

3

運動場地不受限

本套動作克服空間環境的限制，不需要專業的場地，您只要有一張椅子就可以開始運動了。

4

逐步活動全身筋骨

您可以依照本書的課次依序練習，先從第 1 課開始暖身、第 2 課訓練肌力、第 3 課訓練平衡協調、第 4 課緩和筋骨，最後第 5 課則是有趣的運動小遊戲。

每一課的動作都有收錄在光碟中，請配合光碟有效地活用。

最後請您準備好跟著書中的每一個動作與順序，一起來跟著動次動！表現自我活力與健康的一面，規劃您嶄新的人生目標吧！！！

熟齡者的運動好伙伴

菲特邦健康管理工作室

關於菲特邦

　　菲特邦健康管理工作室創立於 2010 年，本持著人本企業經營理念，專精於熟齡者的健康促進與管理相關服務。三大核心為熟齡運動師資派遣、教育培訓與證照養成，以及熟齡產業平臺整合與連結。並針對熟齡者或企業提供運動課程、功能性體適能檢測及評估等服務。

　　目前已服務超過 500 個據點、10 個縣市、5 萬多位熟齡民眾，並多年與教育部體育署、臺北市體育局、臺北市、新北市、宜蘭縣衛生局，以及臺北市、新北市、基隆市、桃園市、新竹縣、高雄市及屏東縣社會局等機構合作，承辦接案並擔任多件健康促進計畫主持。

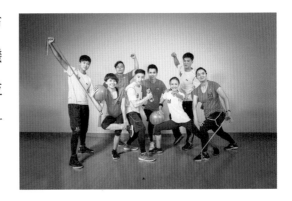

2

打造休閒運動風氣

　　菲特邦以健康為出發點，以培養個人健康自主管理為目標，並營造良好運動休閒環境。結合東方國家祝福他人「健康快樂」之讚美，以及西方國家「全人健康體適能」之生活目標兩個理念，創造休閒運動之風氣，引導社會實現「活躍老化」的願景。

3

跨領域的專業師資群

　　菲特邦的師資群不僅有深厚的體適能專業基礎，更持有國內外相關專業證照，為各領域著名的講師與教練。另外，菲特邦並創立了跨界講師合作平臺，與國內各領域著名講師合作（包括營養師、社工師、物理治療師、護理師、健康管理師等），共同開發並建立專業領域權威！

目次

第 1 課　銀氧活力動次動（暖身運動）

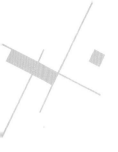

第 2 課　精骨強肌乎你勇（肌力訓練）

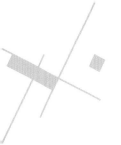

第 5 課　運動遊戲小確幸

 我的運動紀錄表

第 *1* 課

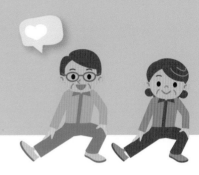

銀氧活力動次動
（暖身運動）——Part I

- 動作效果：此系列動作是專為熟齡者設計的有氧運動，可預防跌倒、失智、失能以及肌少症，並增加肩、髖、踝關節活動度，藉由增加身體的活動量，促進全身的血液循環。

- 設計特色：特別著重於強化心肺功能，運動的過程中可結合音樂，利用節奏調整身體的穩定性與協調性，簡易且漸進地提高動作強度。

- 特別適合：代謝症候群、體能孱弱者、體重控制者。

🎧 搭配 DVD：第 1 課

手叉腰，腳尖上勾點腳

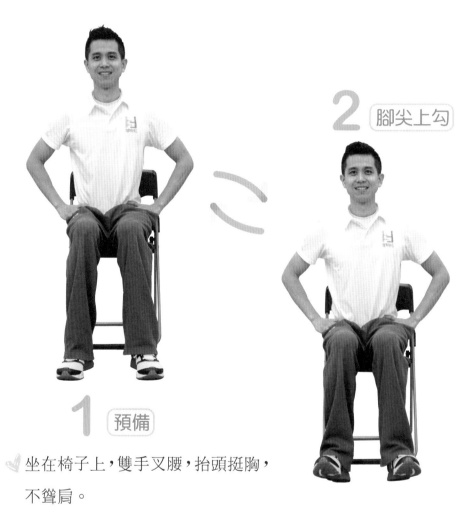

2 腳尖上勾

1 預備

- 坐在椅子上，雙手叉腰，抬頭挺胸，不聳肩。
- 雙腳腳尖勾起，同時輕輕點地。
- 動作重複 4 個 8 拍。

注意 身體保持穩定不後傾。

拍手，腳尖上勾點腳

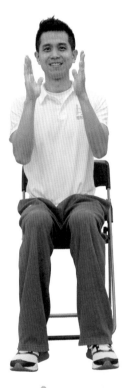

1 預備

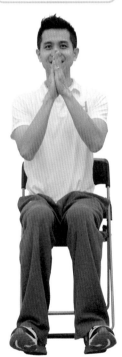

2 拍手同時點腳

🫱 雙手舉到胸前，抬頭挺胸，不聳肩。

🫱 雙腳腳尖持續點地，跟著節奏同時拍手。

🫱 動作重複 4 個 8 拍。

注意 身體保持穩定不後傾。

手夾腋，腳尖上勾點腳

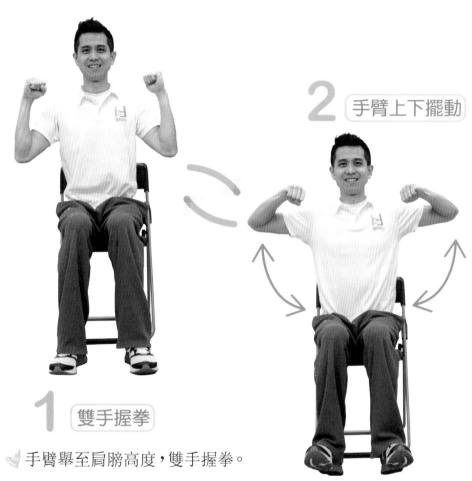

2 手臂上下擺動

1 雙手握拳

- 手臂舉至肩膀高度，雙手握拳。
- 手臂緊夾腋下，上下擺動，保持呼吸，雙腳腳尖同時點地。
- 動作重複 4 個 8 拍。

 注意　腹部用力，身體保持穩定不後傾。

雙手叉腰，雙腳輕踏步

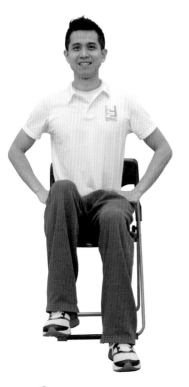

1 右腳踩地

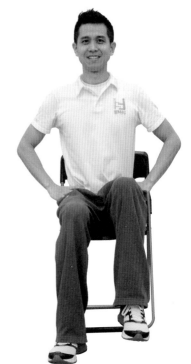

2 左腳踩地

- 雙手叉腰。
- 左右腳輪流踩地踏步。
- 動作重複 4 個 8 拍。

注意 腹部用力，身體保持穩定不後傾。

雙手前推，單腳踏勾

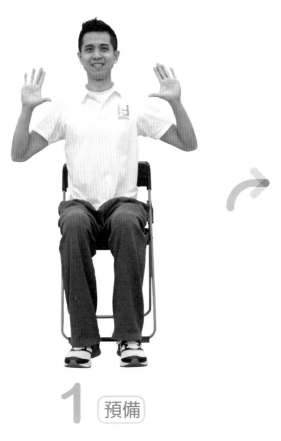

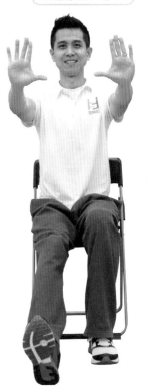

2

雙手前推，
左腳踏勾

1 預備

- 手肘彎曲，雙臂外展在身體兩側。
- 雙手前推至手臂伸直。左腳伸直，腳尖
  上勾，以腳跟點地。

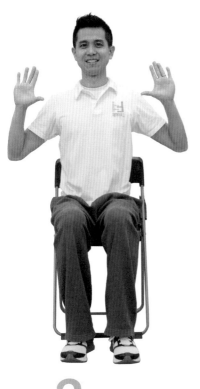

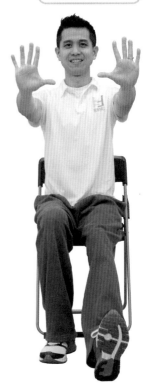

4 雙手前推，
右腳踏勾

3 收回

🖐 左腳收回，再換成右腳，雙腳輪流踏勾。

🖐 動作重複 4 個 8 拍。

注意 手往前推時，身體不要
往前傾。

雙手上推，單腳踏勾

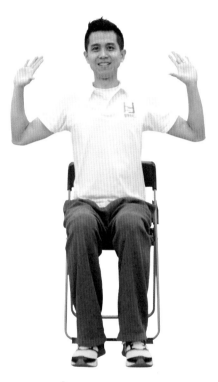

1 雙手彎曲

2 手上推，腳踏勾

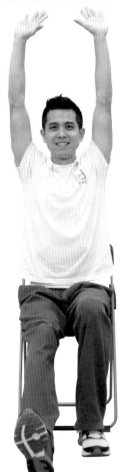

- 手肘彎曲，雙臂外展在身體兩側。
- 雙手上推至手臂伸直。

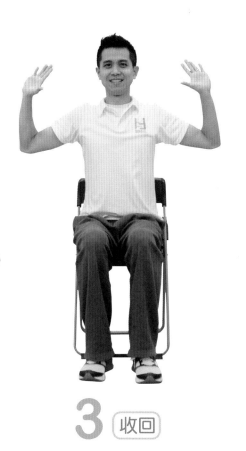

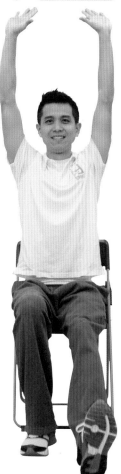

4 換腳踏勾

3 收回

❧ 雙腳輪流踏勾，膝蓋打直，腳尖上勾，以腳跟點地。

❧ 動作重複 4 個 8 拍。

注意　不要聳肩。

運動頻率
（frequency）

每週5天以上，
並持續六個月以上。
如果能每天持續進行最佳

運動強度
（intensity）

漸進式原則
速度從慢至快
難度由簡單至困難
強度由低至高
若體力較屢弱或較年長者
則以低、中強度較

運動訓練原則
（FITT）

運動方式
（type）

以中等以上強度的運動為佳，
建議選擇自己喜歡的2種以上運動

運動時間
（time）

每次30分鐘以上較佳，
若體力較屢弱或較年長者，
最少達到10分鐘以上

第 **1** 課

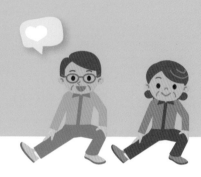

銀氧活力動次動
（暖身運動）——Part II

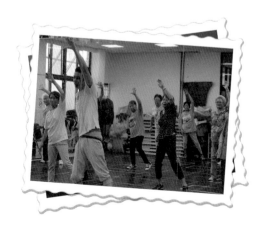

完成 PartI 之後 ， 如果還有力氣 ， 可以繼續挑戰 PartII 喔！如果覺得體力不夠的話，休息一下再繼續吧！

雙手側拉，雙腳側踏

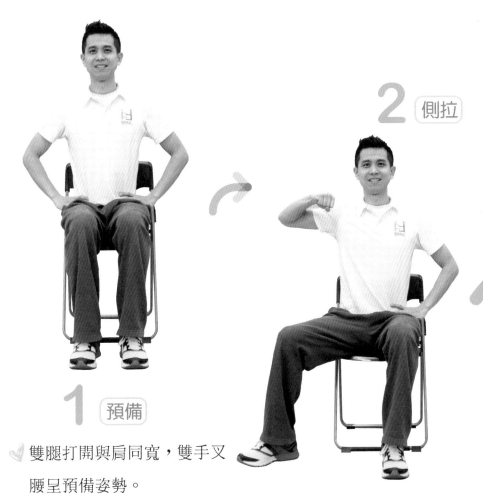

1 預備

2 側拉

- 雙腿打開與肩同寬，雙手叉腰呈預備姿勢。

- 左手手肘彎曲，抬至與肩同高，向外側拉。左腳向外踏步，側點時，膝蓋與腳尖皆同方向朝外。

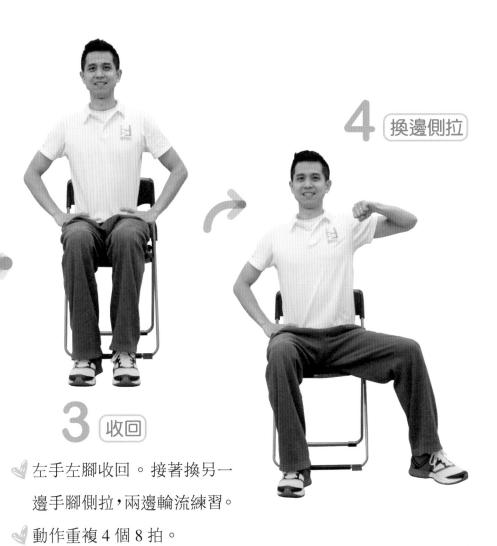

4 換邊側拉

3 收回

- 左手左腳收回。接著換另一
邊手腳側拉,兩邊輪流練習。
- 動作重複 4 個 8 拍。

注意 身體保持正面,不要外轉。

單手前拉，雙腳側踏

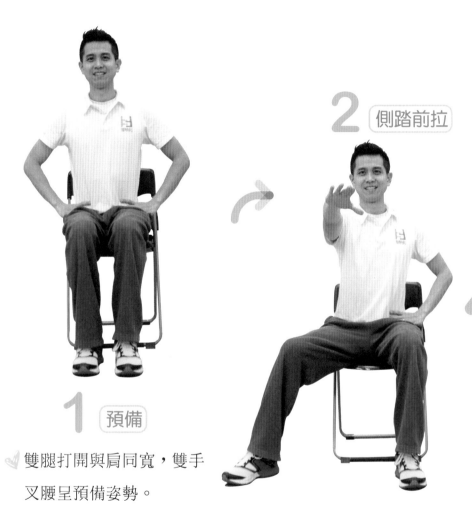

2　側踏前拉

1　預備

🦶 雙腿打開與肩同寬，雙手
叉腰呈預備姿勢。

🦶 左手上抬與肩同高，手伸直往前推。左腳向外踏步。側點時，
膝蓋與腳尖皆同方向朝外。

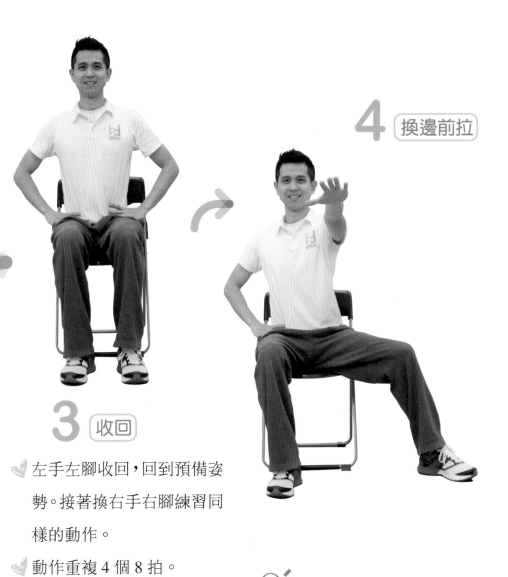

4 換邊前拉

3 收回

- 左手左腳收回，回到預備姿勢。接著換右手右腳練習同樣的動作。
- 動作重複 4 個 8 拍。

注意 身體不要前傾。

單手擊拳，雙腳側踏

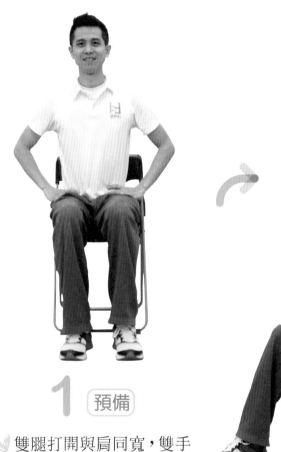

2 左手擊拳，左腳側踏

1 預備

- 雙腿打開與肩同寬，雙手叉腰呈預備姿勢。

- 左手抬至肩膀高度，往前伸直擊拳。左腳向外踏步。側點時，膝蓋與腳尖皆同方向朝外。

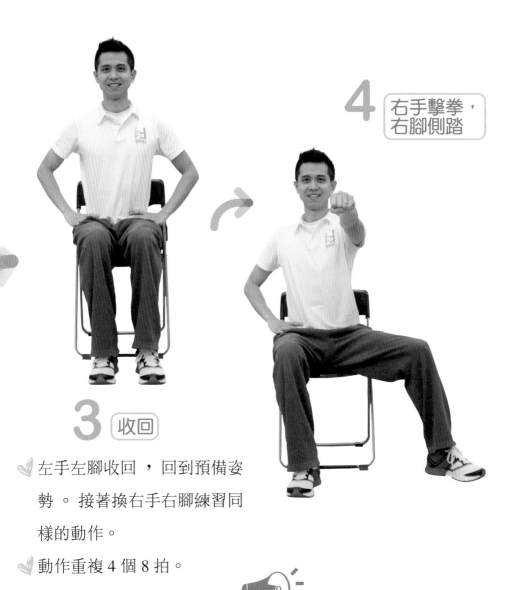

4 右手擊拳，右腳側踏

3 收回

❤ 左手左腳收回，回到預備姿勢。接著換右手右腳練習同樣的動作。

❤ 動作重複 4 個 8 拍。

注意 身體應朝正面，不要外轉。

單手上拉，雙腳側踏

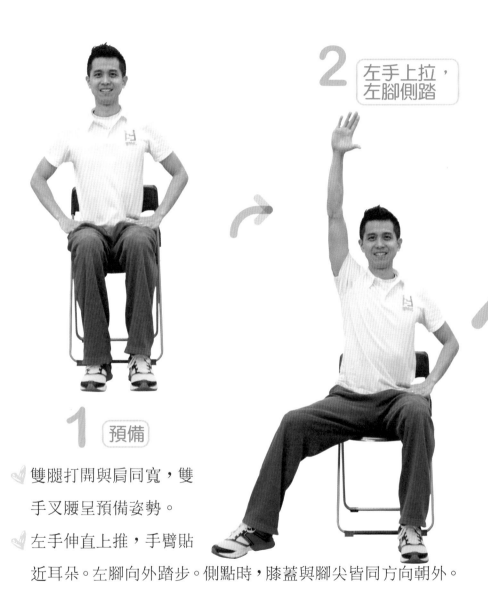

1 預備

2 左手上拉，左腳側踏

- 雙腿打開與肩同寬，雙手叉腰呈預備姿勢。
- 左手伸直上推，手臂貼近耳朵。左腳向外踏步。側點時，膝蓋與腳尖皆同方向朝外。

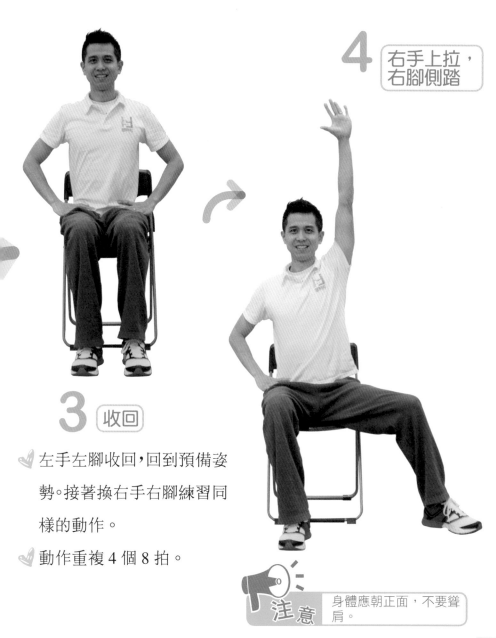

4 右手上拉，右腳側踏

3 收回

- 左手左腳收回，回到預備姿勢。接著換右手右腳練習同樣的動作。
- 動作重複 4 個 8 拍。

注意 身體應朝正面，不要聳肩。

雙手叉腰，雙腳開合

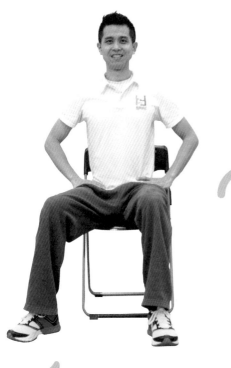

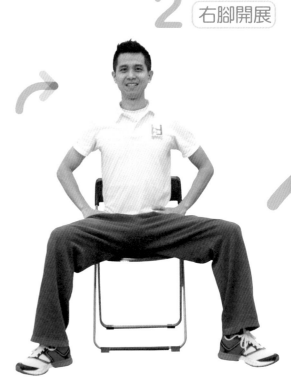

2 右腳開展

1 左腳開展

- 雙手叉腰，左腳往外打開踏步，開展時膝蓋與腳尖皆朝同方向。

- 接著再開展右腳。

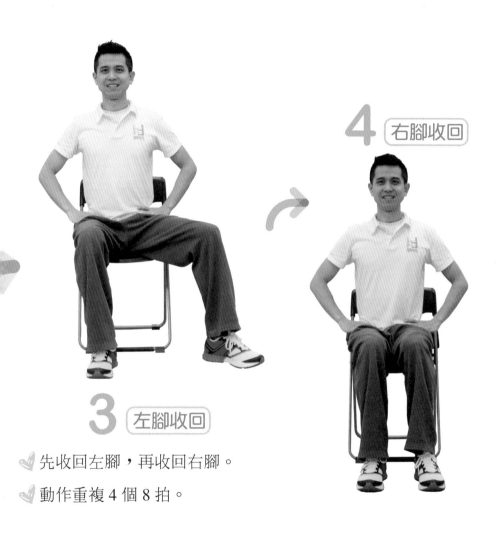

4 右腳收回

3 左腳收回

☙ 先收回左腳，再收回右腳。

☙ 動作重複 4 個 8 拍。

雙手拍手，雙腳開合

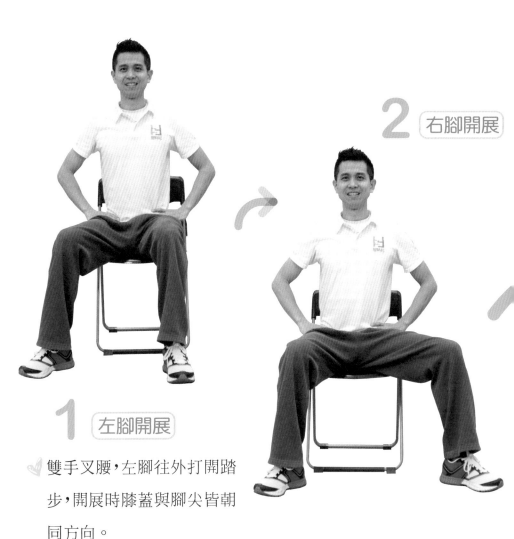

2 右腳開展

1 左腳開展

- ❤ 雙手叉腰，左腳往外打開踏步，開展時膝蓋與腳尖皆朝同方向。
- ❤ 接著再開展右腳。

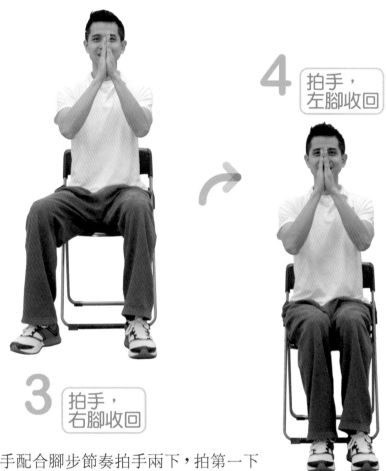

4 拍手，
左腳收回

3 拍手，
右腳收回

🌿 雙手配合腳步節奏拍手兩下，拍第一下
　收回右腳，第二下收回左腳，最後回到
　叉腰姿勢。

🌿 動作重複 4 個 8 拍。

雙手握拳，雙腳開合

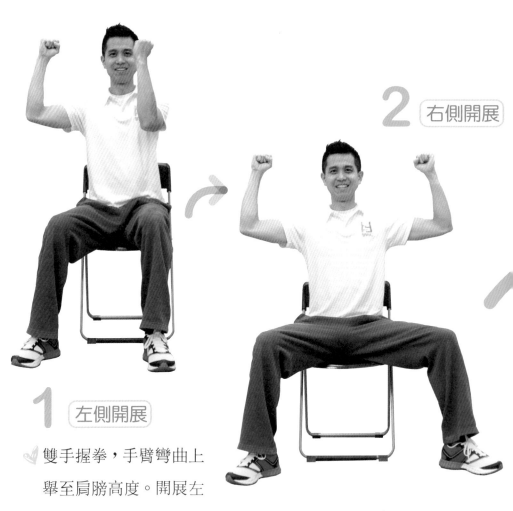

2 右側開展

1 左側開展

🖐 雙手握拳，手臂彎曲上
舉至肩膀高度。開展左
側手腳，手臂外展至跟身體平行，膝蓋及腳尖皆同方向朝外。

🖐 右側手腳皆同時外展。

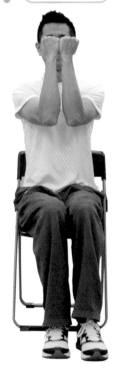

4 右側收回

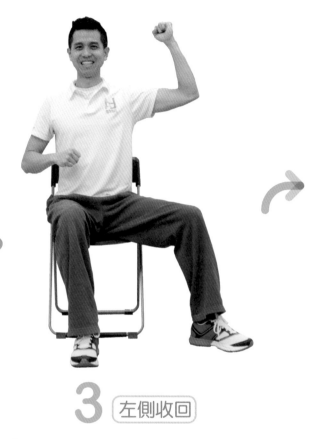

3 左側收回

🖐 收回左側手臂及左側大腿。

🖐 收回右側手腳。

🖐 動作重複 4 個 8 拍。

雙手大字，雙腳開合

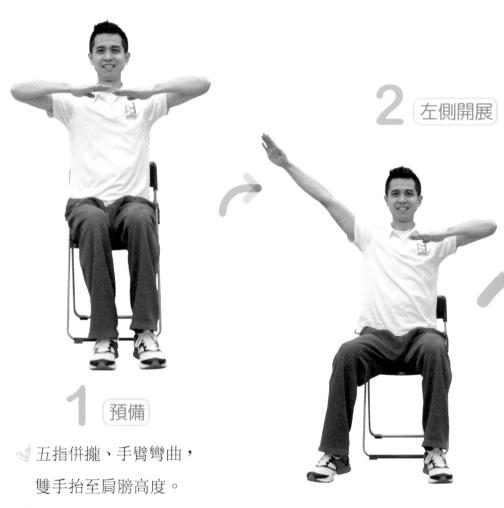

2 左側開展

1 預備

五指併攏、手臂彎曲，
雙手抬至肩膀高度。

左手伸直往外展開，左腳也向外展開踏步。

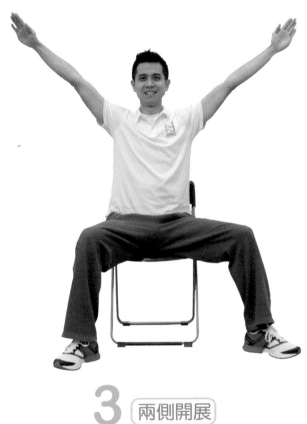

3 兩側開展

🖐 右側手腳也向外展開，呈現大字形。

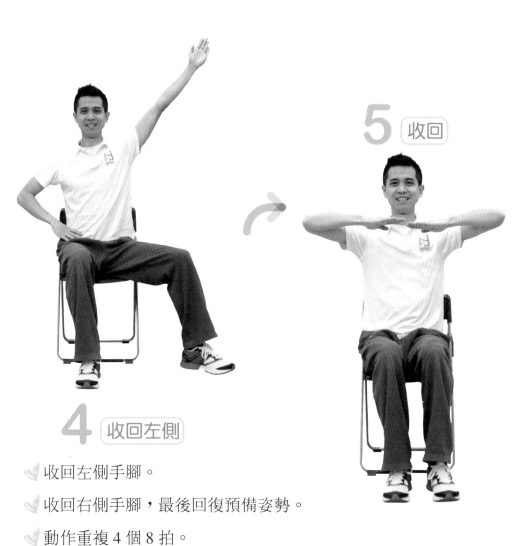

5 收回

4 收回左側

- 收回左側手腳。
- 收回右側手腳，最後回復預備姿勢。
- 動作重複 4 個 8 拍。

踏步聳肩

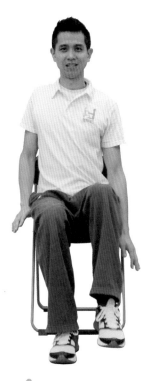

2 右腳踏步、聳肩

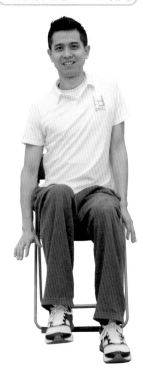

1 左腳踏步、聳肩

- 雙腳左右踏步,肩膀同時上下聳肩放鬆。
- 也可以雙手畫圈,一邊踏步放鬆。
- 動作重複 4 個 8 拍。

 注意　聳肩時,身體保持平衡,不要同時扭動。

● 做完這套暖身動作後,不要馬上停下來,以免造成心血管的負擔,輕鬆地踏步可以緩和血壓跟心跳喔!

● 運動時以低強度方式開始,再循序加強,在這漸進的過程中隨時保持呼吸順暢。

● 以自己感覺「微喘」至「喘」之間設定運動強度。

● 若身體不適,無法進行到下一個動作,請務必將動作放慢並休息。

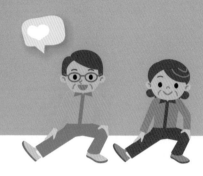

第 2 課

精骨強肌乎你勇
（肌力訓練）——Part I 坐姿 8 式

- **動作效果：** 可強化身體各部位的肌肉，預防跌倒、改善脊椎側彎和姿勢不正、腰痠背痛等狀況，並提升自我生活自理能力，讓您隨時都可以「坐」運動，只要一張椅子就能安全又有效地鍛鍊身體，運動就是這麼簡單有趣！
- **設計特色：** 以椅子為輔助教具，訓練核心肌群，搭配腹部呼吸與結合音樂節奏，讓熟齡者、行動不便者、關節退化者皆能在安全、穩定的狀態下運動。除了能提升身體機能水平之外，同時也能享受運動樂趣。
- **特別適合：** 行動不便者、長年臥病在床者、關節退化者、體重過重者、肌少症、初期阿茲海默症的熟齡者。

🎧 **搭配 DVD：** 第 2 課

肌肉位置圖

接下來的動作都能夠加強特定部位的肌肉，練習時可以對照
這張圖看看你是訓練哪裡的肌肉喔！

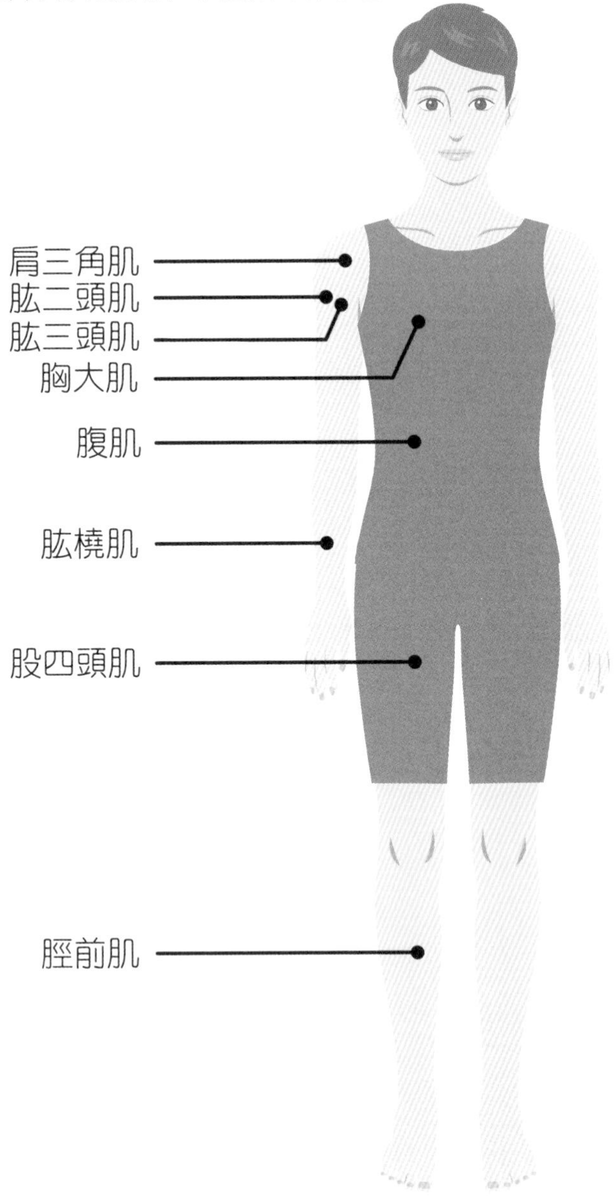

肩三角肌

肱二頭肌

肱三頭肌

胸大肌

腹肌

肱橈肌

股四頭肌

脛前肌

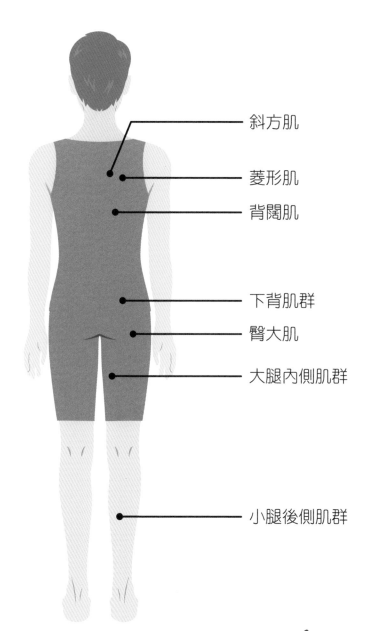

斜方肌

菱形肌

背闊肌

下背肌群

臀大肌

大腿內側肌群

小腿後側肌群

人過五十肩不老

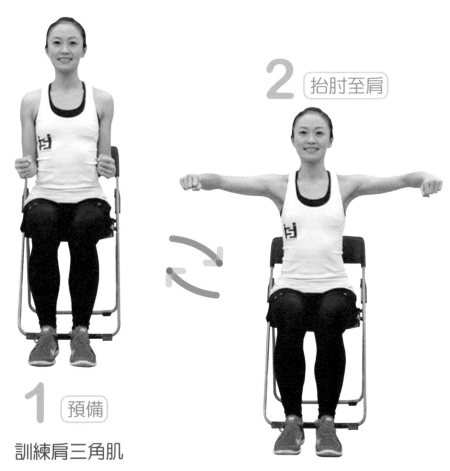

2 抬肘至肩

1 預備

訓練肩三角肌

🦶 抬頭挺胸，下巴微收，縮小腹。雙手握拳，手肘彎曲 90 度，拳眼朝向天花板，手臂貼於身體兩側。

🦶 雙手保持握拳，雙臂上舉外展至與肩同高，同時吐氣；雙臂收回時，同時吸氣。接著回到預備姿勢。

百拳百命力不退

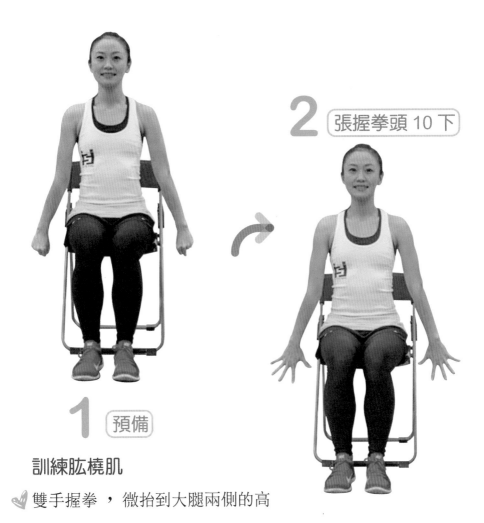

2 張握拳頭 10 下

1 預備

訓練肱橈肌

🍃 雙手握拳，微抬到大腿兩側的高
度。

🍃 張握拳頭 10 下。

注意 張握拳頭時，盡量把手
掌張到最開、再握緊。

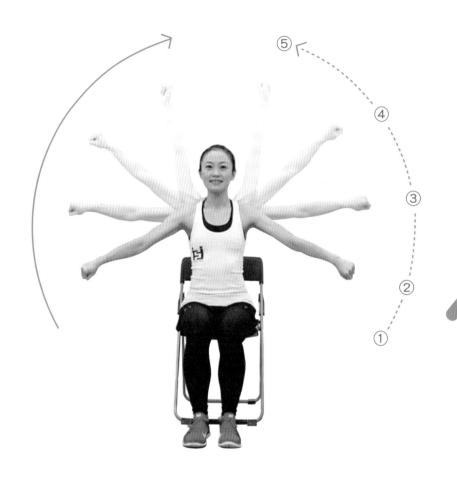

3 手臂慢慢抬高

🍃 雙臂由下往上慢慢從大腿移動到腹部、肩膀、頭部的高度，
停留在各部位時各張握拳頭 10 下。

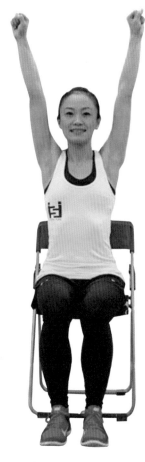

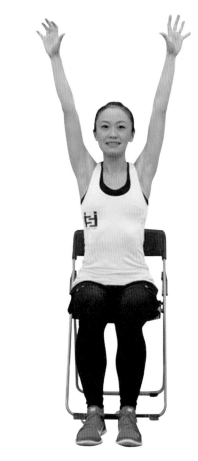

5 張握拳頭 10 下

4 拳心相對

🖐 手臂舉到頭頂的高度。

🖐 雙拳面對面，拳心相對，張握拳頭 10 下。

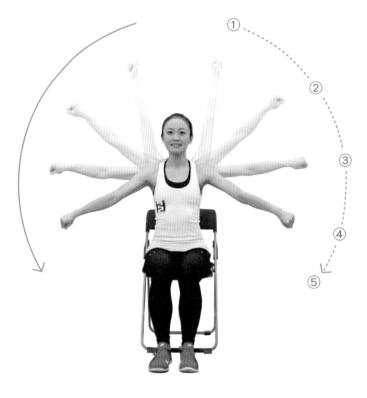

① ② ③ ④ ⑤

6 手臂慢慢放下

🖐️ 雙臂由上往下慢慢放下，循序停留在頭部、肩膀、腹部及大

腿的高度，停留在各部位時各張握拳頭 10 下。

貼
小
叮
嚀

> 👤 預備姿勢時，雙手放於身體兩側，抬頭挺胸，下巴微收。
>
> 👤 手上舉時勿聳肩，並在動作過程中保持呼吸。
>
> 👤 若患有高血壓、心臟病，手可抬至與肩同高即可返回。

抬臂上舉背聳立

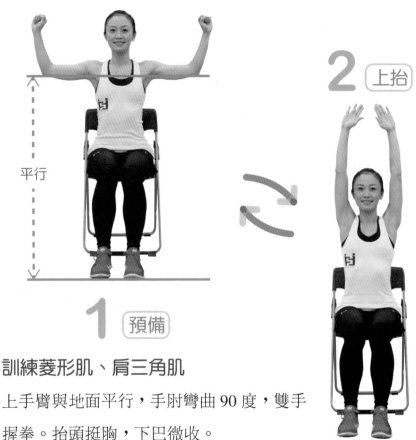

1 預備

2 上抬

平行

訓練菱形肌、肩三角肌

♫ 上手臂與地面平行，手肘彎曲 90 度，雙手握拳。抬頭挺胸，下巴微收。

♫ 慢慢伸直手臂，雙手上推至頭頂上方，抬頭挺胸，下巴微收。再慢慢把手臂放下，握拳回到肩膀的高度。

♫ 動作重複 8 個 8 拍。

注意　過程中不要聳肩，保持呼吸不憋氣。

單腳抬腿固膝骨

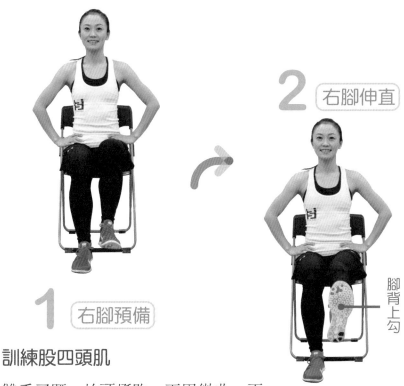

2 右腳伸直

1 右腳預備

腳背上勾

訓練股四頭肌

💙 雙手叉腰,抬頭挺胸,下巴微收,不
聳肩。右腳上抬離開地面。

💙 右腳腳背上勾打直,膝蓋伸直上抬,大腿不要離開椅子,上
抬時同時吐氣。

💙 動作重複 8 個 8 拍。

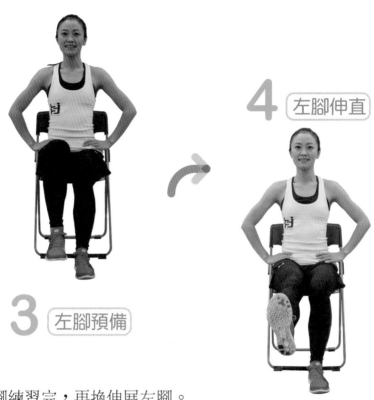

4 左腳伸直

3 左腳預備

🌿 右腳練習完，再換伸展左腳。

　　重複相同步驟。

🌿 動作重複 8 個 8 拍。

注意 過程中腹部用力，身體
保持中立不後傾。

雙腳律動強腿勁

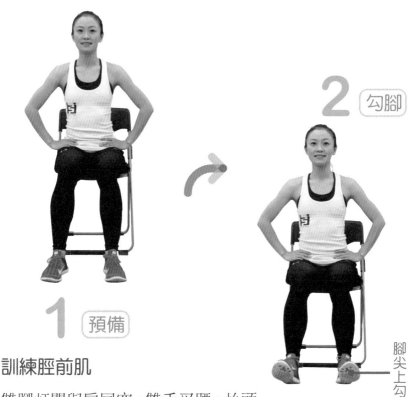

1 預備

2 勾腳

腳尖上勾

訓練脛前肌

- 雙腳打開與肩同寬，雙手叉腰，抬頭挺胸，下巴微收，不聳肩。

- 雙腳腳尖上勾，並同時吐氣。

- 動作重複 4 個 8 拍後，可試著加快速度再進行 4 個 8 拍。

注意 | 過程中腹部用力，身體保持中立不後傾。

雙腳併攏平抬起

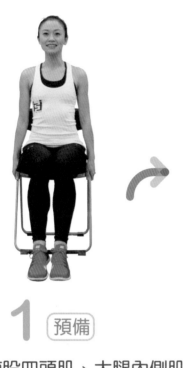

1 預備

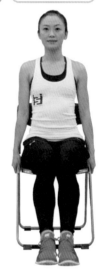

2 微微上抬

訓練股四頭肌、大腿內側肌群

🦵 雙腳併攏，雙手扶在椅子兩側，抬頭挺胸，下巴微收，不聳肩，並同時吸氣。

🦵 吐氣時，雙腿微微抬離地面。

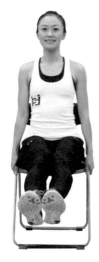

4 收回

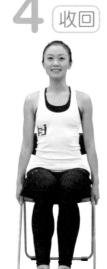

3 抬腿

💚 雙腿往前伸至膝蓋伸直，不要過度用
　　力壓迫。

💚 雙腿收回平放。

💚 動作重複 8 個 8 拍。

注意　雙腿上抬時，腹部用力，
　　　身體保持中立不後傾。

前傾後仰腹背挺

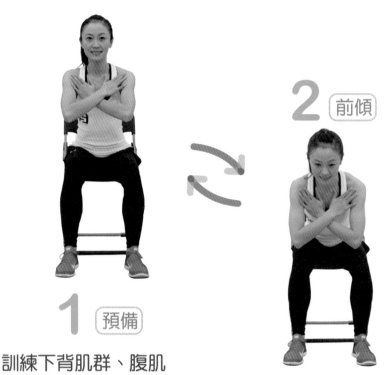

2 前傾

1 預備

訓練下背肌群、腹肌

🌿 雙腳打開與肩同寬,雙手於胸前交叉,身體微微前傾,並同時吸氣。

🌿 身體前傾至手肘微碰到膝蓋,並同時吐氣,再慢慢抬起身體回復坐姿。

🌿 動作重複 8 個 8 拍。

注意 如果下背不舒服,可以縮小前傾的幅度。

左點右拉腰瘦纖

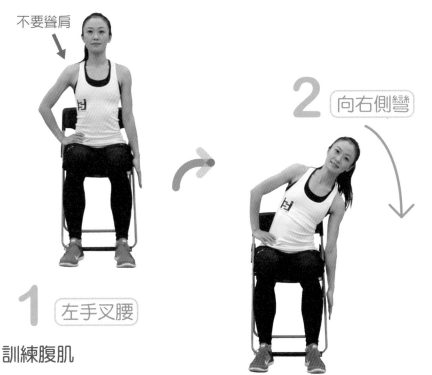

不要聳肩

2 向右側彎

1 左手叉腰

訓練腹肌

- 右手垂放，左手叉腰，雙腳打開

  與肩同寬，抬頭挺胸，下巴微縮。注意左邊肩膀不聳肩。

- 身體向右側彎，但臀部不離開椅子，保持背部挺直，每次可

  試著再多往下彎一點。

- 動作重複 8 個 8 拍。

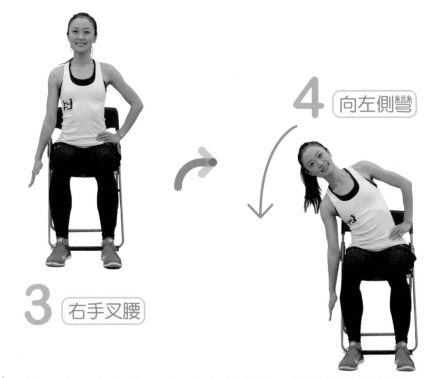

4 向左側彎

3 右手叉腰

🔖 回復坐姿，換右手叉腰，向左側側彎，伸展身體的右側，重複一樣的動作。

🔖 動作重複 8 個 8 拍。

注意　不是只有脖子彎曲，整個身體都要側彎唷！

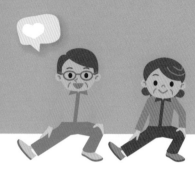

第 2 課

精骨強肌乎你勇

（肌力訓練）——Part II 站姿 4 式

完成坐姿肌力訓練後，接下來是站姿的練習。可以視自己的體力狀況決定要不要繼續挑戰喔！

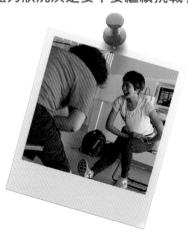

扶椅墊腳增腿力

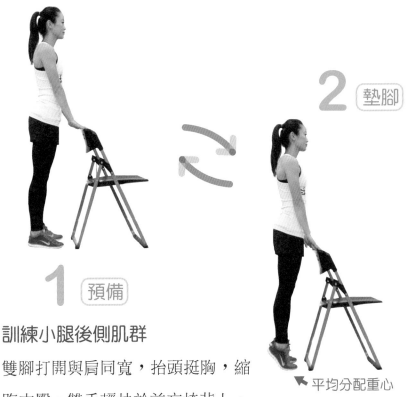

1 預備

2 墊腳

平均分配重心

訓練小腿後側肌群

🐾 雙腳打開與肩同寬,抬頭挺胸,縮
腹夾臀,雙手輕扶於前方椅背上。

🐾 雙腳腳跟向上抬離地面,將重心平均分散在腳尖;保持呼吸,
眼睛直視前方,身體維持中立。

🐾 動作重複 4 個 8 拍。

雙手曲舉壯肱臂

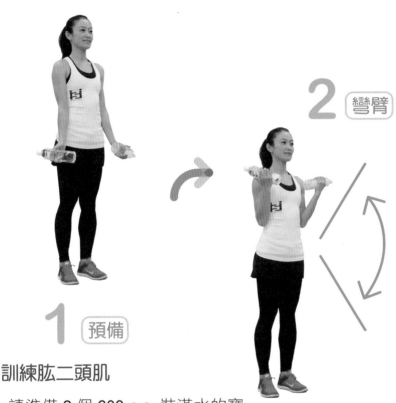

2 彎臂

1 預備

訓練肱二頭肌

請準備 2 個 600 c.c. 裝滿水的寶
特瓶。

🖐 雙腳打開與肩同寬，抬頭挺胸，縮腹夾臀，不聳肩；雙手持
寶特瓶，掌心向前，雙手垂於身體兩側，並同時吸氣。

🖐 手肘向上彎曲到最大角度，並同時吐氣，眼睛直視前方，身
體維持中立、不駝背。

🖐 動作重複 8 個 8 拍。

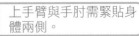

注意 上手臂與手肘需緊貼身
體兩側。

單手高抬甩掰肉

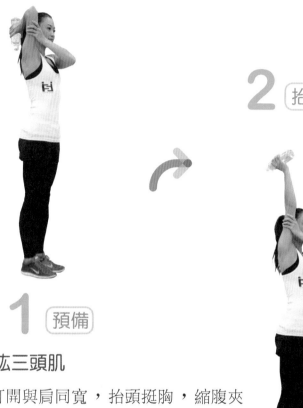

2 抬手

1 預備

訓練肱三頭肌

🖐 雙腳打開與肩同寬，抬頭挺胸，縮腹夾臀，不聳肩；右手舉至耳朵正旁邊，右手肘向後彎曲，左手輕扶於右上臂，並同時吸氣。

🖐 右手向上舉至手肘伸直，並同時吐氣。

🖐 換左手向後彎曲再伸展，重複相同動作。

🖐 動作重複 8 個 8 拍。

雙手展翅挺腰背

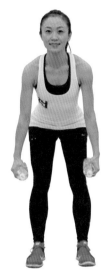

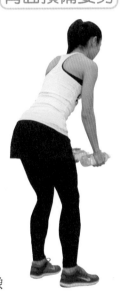

背面預備姿勢

1 正面預備姿勢

訓練下背肌群

🐾 雙腳打開與肩同寬，臀部懸空向後（像

坐在椅子上），膝蓋微彎不鎖死，身體前傾 15 度，不駝背；

雙手持寶特瓶，掌心朝內，雙臂自然垂向地面，並同時吸氣。

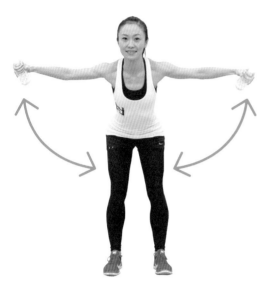

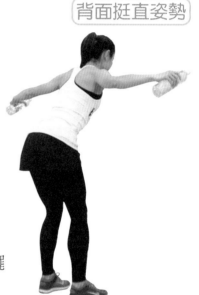

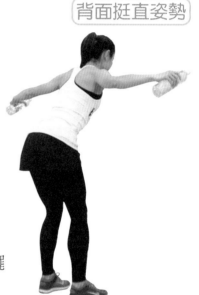背面挺直姿勢

2 正面挺直姿勢

- 雙臂抬高外展至與肩同高，並上下擺動雙臂，同時吐氣。
- 動作重複 8 個 8 拍。

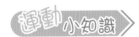 正確的呼吸方式是放鬆吸氣、用力吐氣。

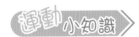 在練習每個動作前,要先熟練預備動作之後再開始。

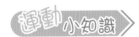 運動時盡量發揮關節最大活動範圍,但以不超過關節負荷範圍——關節不鎖死為主。

運動小知識

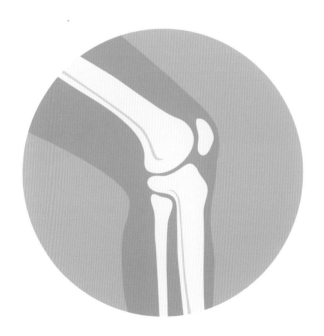

關節鎖死的危險?!

關節鎖死是指關節完全打直,讓關節去支撐力量。
這樣容易造成運動傷害。

第 **3** 課

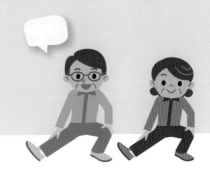

平衡防跌快樂頌
（平衡協調訓練）

- 動作效果：本系列動作設計以平衡訓練為主，能夠改善身體各部位大肌肉群，以及提升聽覺、視覺的刺激與活動中身體應付突發狀況的能力。

- 設計特色：以平衡訓練為軸心，主要透過強化肌肉群以及感官的刺激來增進靜態與動態的平衡能力，結合多樣化的運動模式，以及漸進式的方式提升身體功能性與知覺的刺激，讓平衡訓練更加豐富趣味。

- 特別適合：平衡感不佳者、下肢肌力退化者、初期阿茲海默症者。

- 搭配 DVD：第 3 課

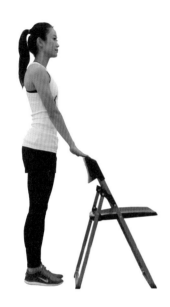

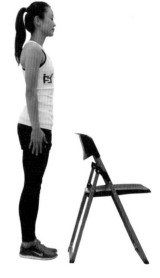

不扶椅站立

預備

雙腳併攏，重心平均分於兩腳掌上，
雙手輕扶前方椅背。

雙手離開椅背，垂放在身體兩側。自然呼吸，眼睛直視前方。

動作維持 10 秒。

若想進一步挑戰，可嘗試閉眼站立喔！

注意　要保持抬頭挺胸，縮腹
夾臀喔！

前後併攏定立風

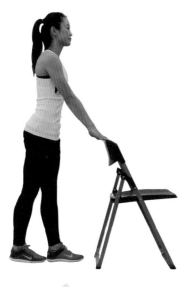

1 預備

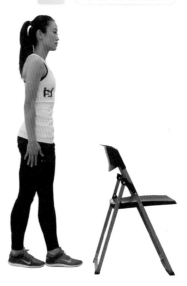

2 不扶椅站立

- 右腳腳尖對準左腳腳跟，雙腳前後相連成一直線，重心放在兩腳中間，雙手輕扶在前方椅背上。
- 雙手離開椅背，垂放在身體兩側。自然呼吸，眼睛直視前方。身體不要前傾，努力維持中立喔！
- 換左腳在後，重複相同的動作。
- 每次動作維持 10 秒。

注意 若覺得動作太困難，也可以扶著椅子喔！

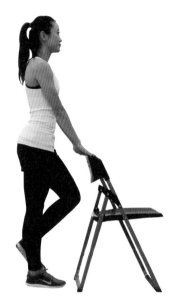

預備

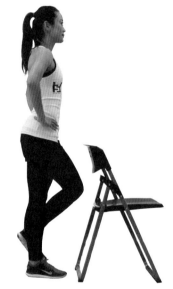

不扶椅站立

左腳微抬離地面，膝蓋微彎，輕靠在右腳腳踝上，雙手輕扶在前方椅背上。

雙手離開椅背，手叉腰。自然呼吸，眼睛直視前方，保持抬頭挺胸，縮腹夾臀，身體不前傾，維持中立。

換右腳離地，重複相同的動作。

每次動作維持 10 秒。

注意　若覺得動作太困難，也可以扶著椅子喔！

單腳展翅穩如松

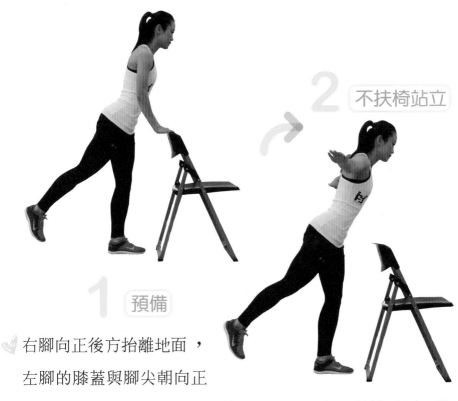

2 不扶椅站立

1 預備

- 右腳向正後方抬離地面，左腳的膝蓋與腳尖朝向正前方，且膝蓋微彎不鎖死；縮腹夾臀，上半身微微前傾，雙手輕扶在前方椅背上。

- 雙手離開椅背，外展於身體兩側，與肩同高。自然呼吸，眼睛直視斜下方。

- 換伸展左腳，重複相同的動作。

- 每次動作維持 10 秒。

注意 | 若覺得動作太困難，也可以扶著椅子喔！

貼 小 叮 嚀

👤 站立時，雙腳打開的寬度勿超過髖關節的負荷，與肩同寬即可。

👤 做單邊伸展動作時需保持身體重心的穩定，避免未開始動作時身體已歪一邊。變換動作時手可以扶椅子，保持身體平衡。

👤 每個步驟都需保持核心肌群的穩定。

運動 小知識 ⟩

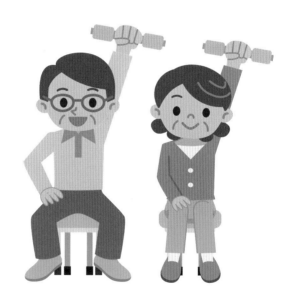

核心肌群有什麼作用？

核心肌群是腹、背內部的深層肌群。除了讓我們能夠穩定地運動之外，在日常生活中也有保持正確的體態與免於身體受傷的作用。

第 4 課

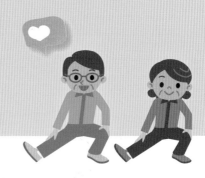

FUN 心健康筋骨鬆
（緩和運動）

💙 **動作效果**：本系列動作的設計著重緩和及放鬆，目的為將運動過程中所提高的體溫，緩和、恢復到原本的程度，並且增加肩、髖、踝、膝關節活動度及身體的活動量，促進血液循環。

💙 **設計特色**：以緩和、伸展為軸心，尤其適用於熟齡者，過程中還可以利用音樂營造舒服的氛圍，並且提升肩、髖、踝、膝等各大關節的活動度，讓您能簡單並流暢地做出完整的動作，增加身體活動量，促進全身的舒暢度。

💙 **特別適合**：代謝症候群、體能孱弱者、控制體重者。

🎧 **搭配 DVD：第 4 課**

頸肩側拉

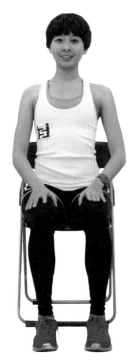

1 預備

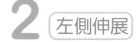

2 左側伸展

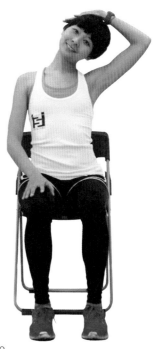

伸展斜方肌

🖐 雙手平放在大腿上,雙腿與肩同寬。

🖐 下巴微縮,頭微傾向右邊,右手手指微彎貼左耳上緣,頭部往右肩方向傾斜。

🖐 動作維持 10 秒。

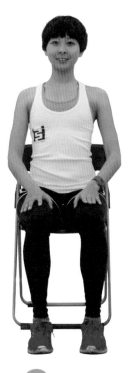

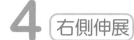

4 右側伸展

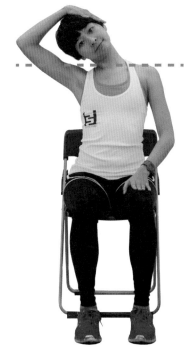

保持同高

3 預備

🖐 身體慢慢回正。

🖐 換成往左邊傾斜再做一遍。

🖐 動作維持 10 秒。

注意 伸展時，兩肩勿高低傾斜，應保持一樣高。

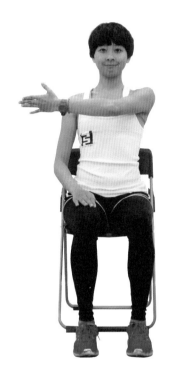

1 〔預備〕

伸展肩三角肌

❤ 左手放鬆放在大腿上，肩膀也自然
　放鬆勿聳肩；右前臂往左胸口方向靠攏。

❤ 右手伸直，左手抬起並扣繞右手。

❤ 動作維持 10 秒。

2 〔右手伸展〕

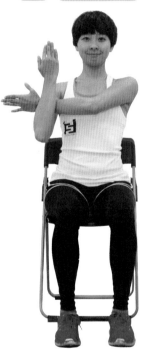

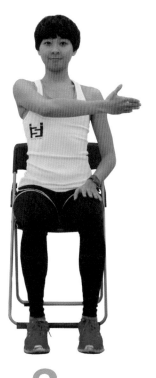

3 預備

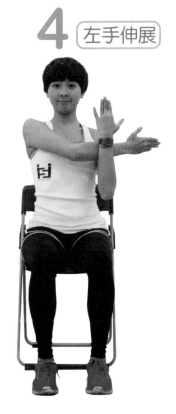

4 左手伸展

🖐 左手伸直，右手抬起並扣繞左手，重
複上述的步驟。

🖐 動作維持 10 秒。

注意　雙臂輕扣但不用力壓迫
手肘與手臂。

胸挺肩推

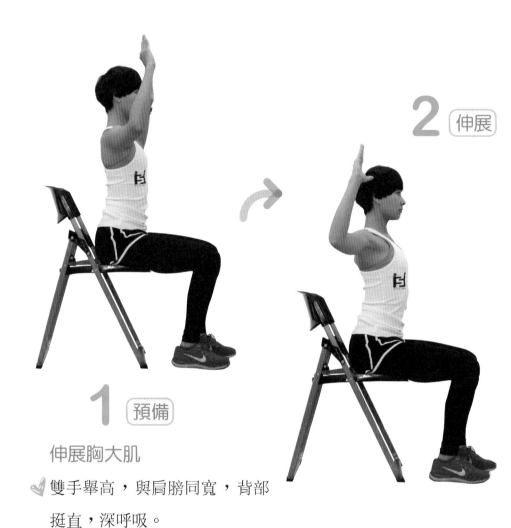

2 伸展

1 預備

伸展胸大肌

- 雙手舉高，與肩膀同寬，背部挺直，深呼吸。
- 吐氣時，手臂向後夾緊。
- 動作維持 10 秒。

注意 伸展時胸口會感覺緊繃，並避免身體晃動。

背拱闊拉

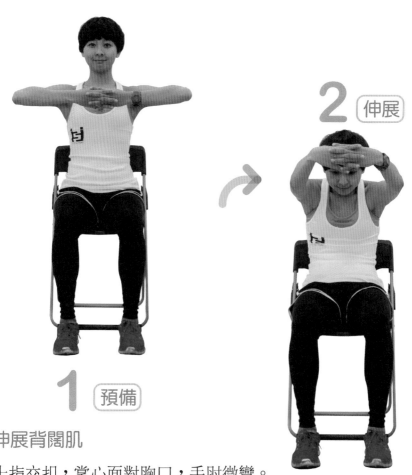

2 伸展

1 預備

伸展背闊肌

✎ 十指交扣,掌心面對胸口,手肘微彎。

✎ 雙手前伸,背向後推成圓弧形;眼睛看向手掌心或肚臍的方向。

✎ 動作維持 10 秒。

注意　留意動作時不要聳肩囉!

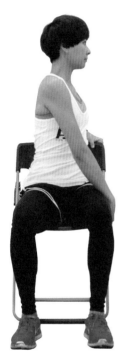

1 向右扭轉

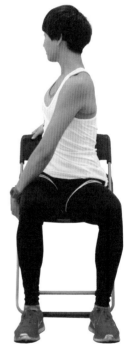

2 向左扭轉

伸展腹肌

🔖 右手扶椅背，左手放於右膝外側。

🔖 腰部向右扭轉，眼睛看右後方，扭轉至最緊繃之角度即可停止。

🔖 換左手扶椅背，向左扭轉。

🔖 每次動作維持 10 秒。

注意 扭轉時不要勉強，記得保持呼吸。

翹腿扣膝

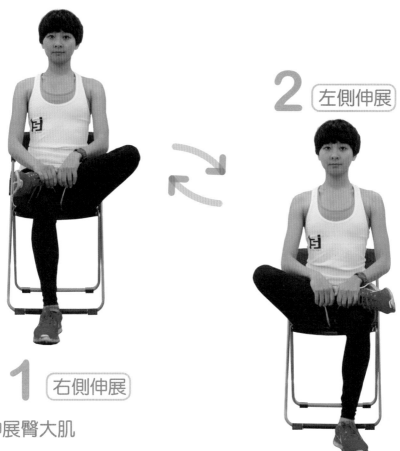

2 左側伸展

1 右側伸展

伸展臀大肌

🖐 將右腳踝用翹二郎腿的方式放於左
膝上，雙手放在右腳小腿上；身體微向前傾，不駝背。

🖐 換翹起左腳做一次。

🖐 每次動作維持 10 秒。

注意　若放在膝上有困難，也可抬至小腿的高度喔！

腿背直拉

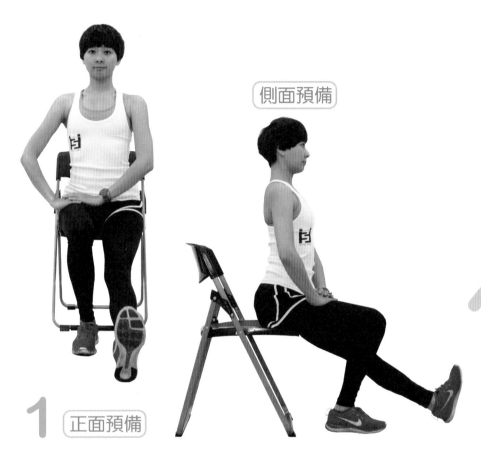

側面預備

1 正面預備

伸展大、小腿後側肌群及下背肌群

右腳伸直，左腳屈膝平放在地上，雙手放於左腿上；身體略往前坐，以便右腳直膝著地。

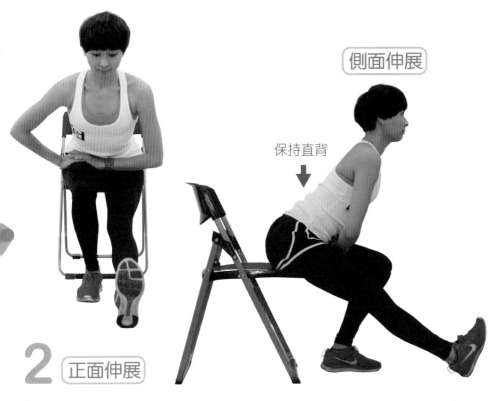

側面伸展

保持直背

2 正面伸展

🖐 下巴微下縮,視線朝向正前方偏下;身體前傾;前傾時上半身要保持直背,肩膀不要單邊傾斜。

🖐 身體拉回,回復成原本的預備姿勢。

🖐 換另一腳伸直做一次。

🖐 每次動作維持 10 秒。

注意　身體前傾之前,可以先深吸一口氣再吐氣。

腿拉後展

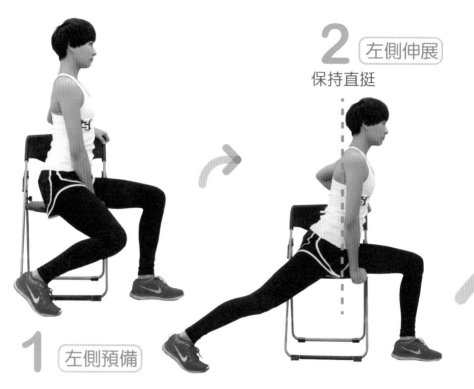

2 左側伸展
保持直挺

1 左側預備

伸展股四頭肌及下腹肌群

✔ 身體側坐朝向右邊,須確保右側臀部有坐滿椅子;左手確實扶著椅背。

✔ 右腳往後伸直,須注意上半身勿前傾、保持直挺。

✔ 動作維持 10 秒。

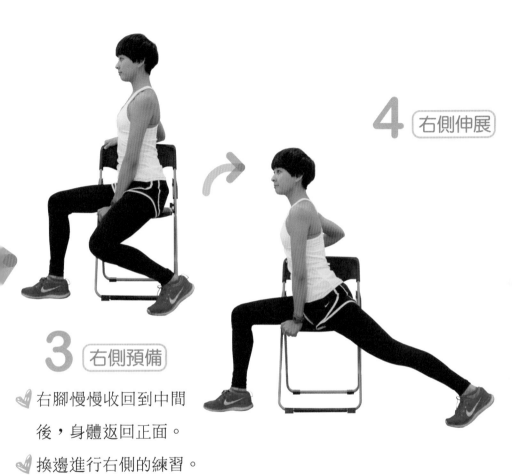

4 右側伸展

3 右側預備

- 右腳慢慢收回到中間後，身體返回正面。
- 換邊進行右側的練習。
- 動作維持 10 秒。

注意 伸展角度可依髖關節與膝關節的活動度調整。

貼
小
叮
嚀

- 進行所有動作時，都須保持呼吸，切勿憋氣。
- 每個動作可維持伸展 10～30 秒。
- 每個動作都須有對稱性伸展，伸展完左邊，也要換右邊。

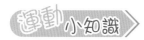 運動 小知識

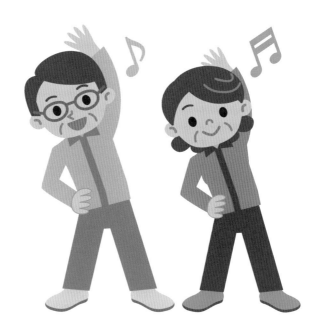

請避免彈震式伸展動作喔！

彈震式伸展（快速彈震）是很容易受傷的動
作，須盡量避免。在做強度很大的伸展動作
時，要特別注意關節的活動角度、位置及身
體力量的控制。身體不要太過緊繃，並適當
地控制力量。

第 **5** 課

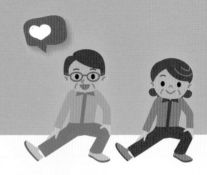

運動遊戲小確幸

💚 動作效果：本課主要以體適能遊戲為基礎，教您如何健康地運動並且享受運動的樂趣。動作設計包括簡易輕鬆的單人遊戲與雙人搭配遊戲，此外您還可以自行搭配輔助道具（如彈力帶、彈力球等），有助於訓練熟齡者反應度、平衡度、敏捷度，達到全面性的功能強化。

💚 設計特色：以運動遊戲讓您一起動手、動腳、動腦，除了能透過遊戲達到運動效益之外，更希望增加您的社交互動，營造互助、陪伴的氛圍。

🎧 搭配 DVD：第 5 課

眼明手快拍拍樂

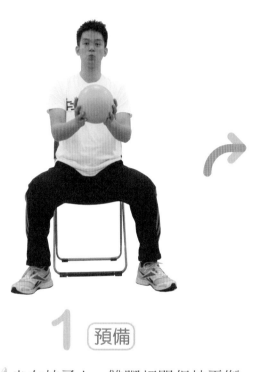

2 上拋

1 預備

◟ 坐在椅子上，雙腳打開保持平衡，
雙手持球。

◟ 雙手持球往上拋丟，球在空中時試
著拍手，等球落到胸口高度時，雙
手接球。

可以挑戰自己的極限：拋球後，第一次拍手一下再接住球；
接著試著拍兩下、三下，挑戰自己最多能夠拍幾下。

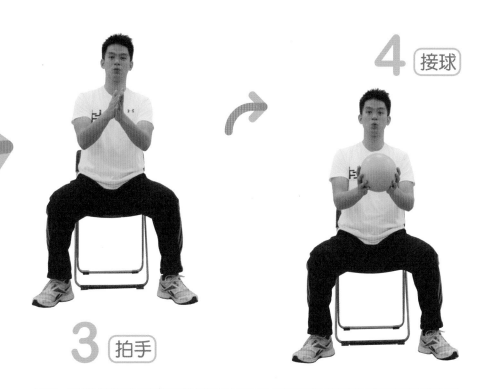

3 拍手

4 接球

貼心叮嚀

🙂 拋球時，球要超過頭頂；接球時，請在胸前接住。

🙂 接球時，若沒接到，請於球落地後再撿回。遊戲過程中，雙腳不要離開地面。

你丟我撿笑哈哈

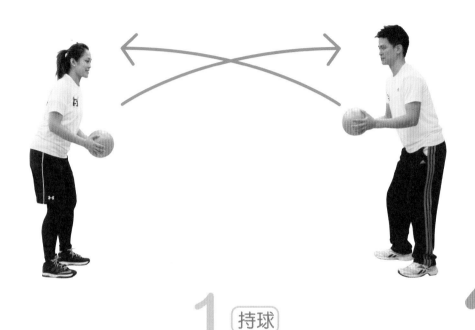

1 持球

🖐 兩人面對面拿著球，準備拋丟給對方。

🖐 兩人同時把球拋出去之後拍手；接住球之後，再丟回給對方

可以挑戰自己的極限：把球丟出後，第一次兩人僅互相接

球；第二次試著丟球之後，迅速地拍手一下再接球；第三

次則拍手兩下再接球。

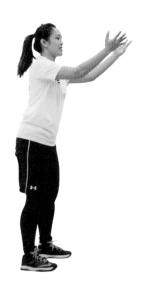
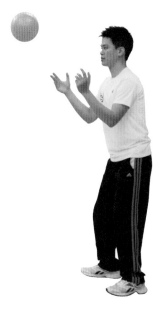

2 互相丟球

貼 小 叮 嚀

🙂 拋球時，請用拋物線方式將球傳給對方。

🙂 遊戲過程中，雙腳膝蓋微彎、不鎖死。

🙂 沒有接到球時，請讓球落地後再撿回。

四點繞轉反應快

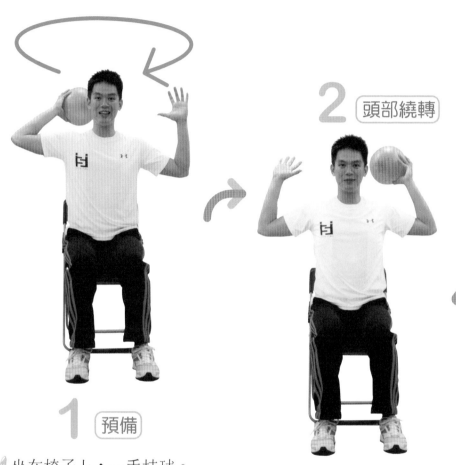

1 預備

2 頭部繞轉

👋 坐在椅子上，一手持球。

👋 將球從左手傳到右手，環繞頭部一圈，最後球再回到左手。

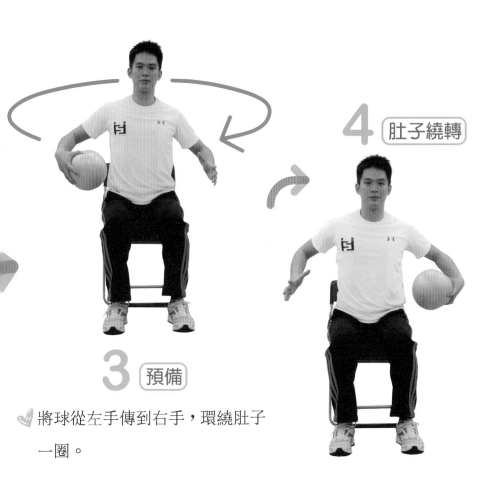

4 肚子繞轉

3 預備

將球從左手傳到右手，環繞肚子一圈。

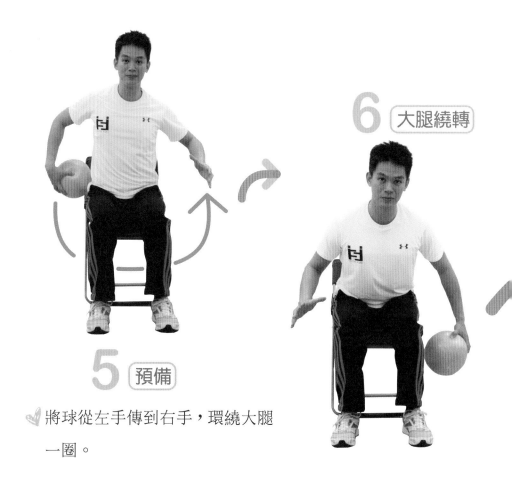

5 預備

🏐 將球從左手傳到右手，環繞大腿

　　一圈。

6 大腿繞轉

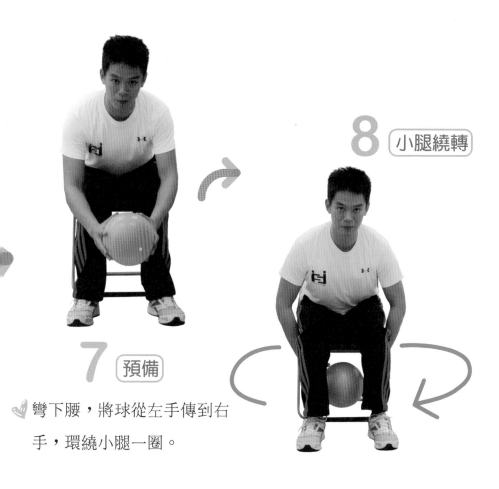

8 小腿繞轉

7 預備

彎下腰，將球從左手傳到右
手，環繞小腿一圈。

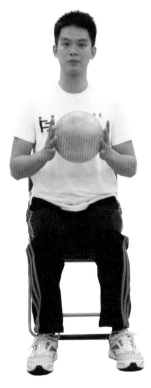

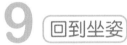

最後雙手持球，回到原本坐姿。

貼
小
叮
嚀

- 練習時可以依前述順序進行，也可以隨機變換順序，訓練反應力喔！
- 遊戲過程中，如果球掉落，請於落地後再起身撿回。遊戲過程中，雙腳不要離開地板。

086 動手動腳活到老

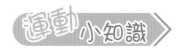

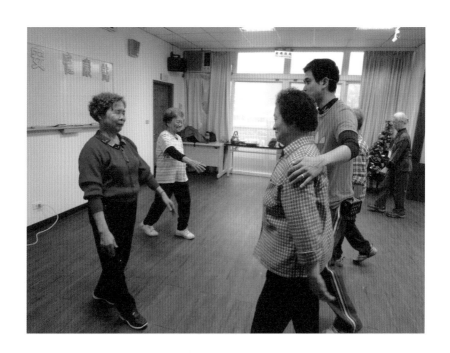

平時可以這樣提升身體的穩定度

試著以不同速度的步伐行走，例如：前後走、快慢走、橫併走等，循環進行並搭配不同的節奏、強度，成為有趣的運動小遊戲。

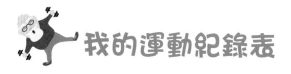

我的運動紀錄表

日期	運動時間	練習範圍	備註

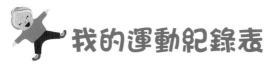

我的運動紀錄表

日期	運動時間	練習範圍	備註

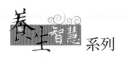

養生智慧 系列

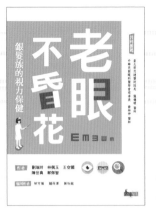

老眼不昏花

銀髮族的視力保健

老眼不昏花

臺北榮總眼科醫師團隊／著

★本書特色

【專業團隊，專門知識】

　　臺北榮總眼科醫師團隊彙整多年醫療經驗，鎖定因年齡增長可能造成的諸多眼部疾病，詳細說明成因、預防方法以及治療方式，包括老花眼、白內障、青光眼、黃斑部病變、視網膜病變，以及外觀性的眼瞼下垂、眼袋等。與市面上一般眼科書籍全面性的介紹不同，特別適合銀髮族閱讀。

【循序漸進，文字淺白】

　　將艱深的醫療術語化為淺顯易懂的文字，並搭配約 100 幅的圖片與插圖輔助說明，讓沒有醫療背景的讀者也能輕鬆理解，做為眼睛的第一道防線。

【彩色編排，重點標示】

　　全書彩色印刷，圖片清楚美觀，字體、行距加大方便閱讀，內文段落分明，重點處以特別色標示，整體編排賞心悅目。

【迷思破解，疑問解答】

　　老花眼能不能抵消近視？青光眼能不能搭飛機？對於眼睛的疑問，別再從網路搜尋，誤信錯誤知識反而傷害眼睛。書中 Q & A 單元解答關於眼部方面的種種問題，為讀者提供最正確的資訊。

自己的肺自己救

陳芳祝／著

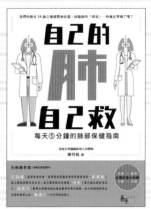

自己的
肺
自己救

每天①分鐘的肺部保健指南

我們的肺在 35 歲之後就開始衰退
面臨肺的「初老」，你做足準備了嗎？

　　為照顧國人健康、解答患者的困惑、釐清你我常有的迷思，前臺北榮總胸腔部主治醫師陳芳祝，將三十餘年的從醫經驗整理為這本淺顯易懂的指南。患者可藉本書鞏固必備知識，避免病情惡化；健康的人能從中打好保健根基，常保肺部健康。不論上班族、家庭主夫／婦、青少年還是銀髮族，都能將本書作為案頭指南，讓自己一步步邁向「肺」常健康的人生。

★本書特色

　　【資歷豐富】作者從醫三十餘年的豐富經驗，讓本書既實用又令人安心。
　　【你問我答】透過一問一答，俐落明快、深入淺出地帶出各種保健知識。
　　【破解迷思】精心設計「迷思破解」單元，釐清一般人常見的錯誤觀念。
　　【面面俱到】全面闡述各種肺疾的症狀、檢查、診斷、治療與保健方式。
　　【自我檢查】提供具體症狀描述與評估量表，就醫前可先進行自我檢查。
　　【體貼長者】銀髮族相關重點以特別色強調，提醒長者及其照護者注意。

人生下半場的
幸福劇本

王乾任／著

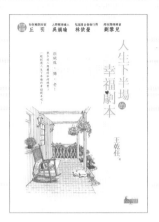

拒絕孤・獨・老！
熟年的人際關係如何經營？
一起創造人生下半場的幸福劇本吧！

　　本書從家庭、親情、友情與愛情的角度切入，探討熟年世代的人際關係發展需求與經營技巧，帶您認識不同的熟年生活型態。從與伴侶、子女的溝通相處，親朋好友之間的關係維護，或者一個人的熟年歲月規劃，到成功打造理想的熟年生活，可作為即將邁入或已邁入熟年生活者的參考指南。

　　希望透過這本書，能夠協助即將進入或已進入熟年世代的朋友，開拓愉快而美好的熟年親密關係，經歷豐富且精采的老後社交生活，活得更健康、更自信。

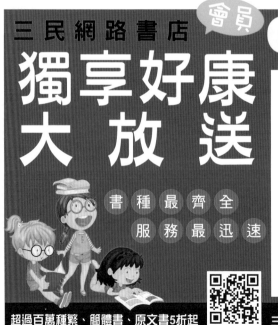